# Transformar está na Moda

1ª edição em junho de 2010 - Impresso no Brasil

**Diretor-geral:** Antonio Cestaro
**Gerente editorial:** Alessandra J. Gelman Ruiz
**Editora executiva:** Ibraíma Dafonte Tavares
**Editor de arte:** Walter Cesar Godoy
**Editor-assistente de arte:** Rodrigo Azevedo Frazão

**Impressão e acabamento:** Ipsis Gráfica e Editora S/A

**Dados Internacionais de Catalogação na Publicação (CIP)**
**(Câmara Brasileira do Livro, SP, Brasil)**

---

Bógus, Vivian
Transformar está na moda : dê um novo visual para suas roupas / Vivian Bógus. -- São Paulo : Alaúde Editorial, 2010.

1. Acessórios do vestuário 2. Criatividade 3. Moda 4. Vestuário 5. Vestuário - Customização I.Título.

10-05521 CDD-391

---

Índices para catálogo sistemático:

1. Peças de roupas e de acessórios : Customização : Moda : Criatividade 391

**ISBN 978-85-7881-044-3**

**Alaúde Editorial Ltda.**
Rua Hildebrando Thomaz de Carvalho, 60
CEP 04012-120 - São Paulo - SP - Brasil
Tel.:(11) 5572-9474 / 5579-6757
www.alaude.com.br
alaude@alaude.com.br

VIVIAN BÓGUS

# Transformar está na Moda

## Dê um novo visual para suas roupas

São Paulo
2010

EDITORA ALAÚDE

# Sumário

# Introdução

Um dia você abre o armário de roupas, olha, olha, olha mais uma vez e não fica satisfeita com nada. Quanta coisa antiga e fora de moda! Quanta coisa que você nem aguenta mais olhar! Há peças boas, até caras, mas que você não sente mais vontade de usar. E há roupas que você ganhou de presente com tanto carinho que nem tem coragem de se desfazer delas.

Dá vontade de jogar tudo pela janela e ter um guarda--roupa novinho! Mas seria preciso gastar muito dinheiro e tempo para refazer tudo do zero, e tempo e dinheiro não são coisas que costumam sobrar...

Será que há algo que possa ser feito? A resposta é sim! E tem um nome: customização de roupas.

Customizar significa personalizar, dar uma nova cara, modificar. A customização é uma maneira muito criativa de transformar as peças que você tem, sem precisar investir muito, e de um jeito bastante divertido e prazeroso.

A customização é uma tendência na moda. Cada vez mais as pessoas estão personalizando seu jeito de vestir, usando as tendências da estação, porém de um modo muito pessoal e particular. E, como dizem os grandes estilistas, cada um faz a sua moda, com estilo próprio, com atitude e personalidade.

Pode-se customizar tudo: blusas, camisetas, calças, saias, vestidos, sapatos, acessórios, shorts, etc.

Com técnicas simples de aplicar, acessíveis para qualquer um que tenha um pouco de criatividade e boa vontade, é possível modificar totalmente peças de roupas, para uso próprio ou então para presentear ou comercializar. São recortes, apliques de aviamentos, costuras, tingimentos, instalação de acessórios e outros recursos divertidos e fáceis.

Para que você comece a se familiarizar com a nova tendência, este livro traz maneiras rápidas e práticas de transformar suas peças, com um investimento muito baixo e utilizando materiais facilmente encontrados em armarinhos e papelarias de qualquer cidade. O mais importante, no entanto, é adaptar com criatividade, ou seja, usar o que está disponível em termos de peças de roupas e de acessórios para a customização, mas adaptando para o que há ao seu alcance.

Neste livro, ensinarei o passo a passo de algumas das técnicas mais comuns de customização de roupas. Espero que você, usando sua criatividade e imaginação, possa aplicá-las e desenvolvê-las para mais tipos de roupas, de peças e de acessórios. Tenho certeza de que, a partir do que será mostrado, você terá muitas ideias novas e originais. Você poderá, ainda, inventar inúmeras maneiras de customizar suas roupas, partindo de alguns dos passos básicos descritos nestas páginas.

Customizar roupas pode ser uma boa solução para renovar seu guarda-roupa, para criar presentes para seus amigos ou até para abrir um novo negócio, comercializando artigos artesanais e originais, e, por isso mesmo, muito valorizados. Quem sabe você não inicia até uma nova atividade profissional?

Customizar é divertido, simples e muito interessante. Ative sua imaginação, prepare-se e... mãos à obra!

1

# Novas cores e padronagens para suas roupas

Uma das maneiras mais simples de transformar peças de roupas é mudar a cor e a padronagem das estampas. Uma peça pode ficar totalmente diferente quando sua cor é alterada. Um tingimento simples pode resolver rapidamente a questão, e ele pode ser feito facilmente. Para isso, basta comprar corante para tingir tecidos e seguir as instruções do fabricante. Porém, quero ensinar aqui um jeito diferente de tingir tecidos e de criar uma padronagem bem original. O nome da técnica é *tie-dye*.

A denominação vem do inglês e significa "amarrar e tingir", o que, na prática, é exatamente o segredo do método, que deixa as peças coloridas e diferentes de um jeito bem simples.

Darei um exemplo de como é possível tingir uma peça com a técnica do *tie-dye* a partir de uma camiseta branca, mas, é claro, você poderá usar em qualquer outra peça. Com este método, criaremos o efeito de uma interessante mandala. Você poderá adaptar, depois, e desenvolver esta técnica e criar jeitos novos e totalmente originais para criar diferentes efeitos e padronagens.

## Material necessário

- Camiseta branca ou de cor clara em tecido de algodão
- Corante em pó para tingir tecidos, na cor que você preferir
- Colher de pau
- Tacho ou panela
- Barbante
- Balde
- Fixador de cor
- Água

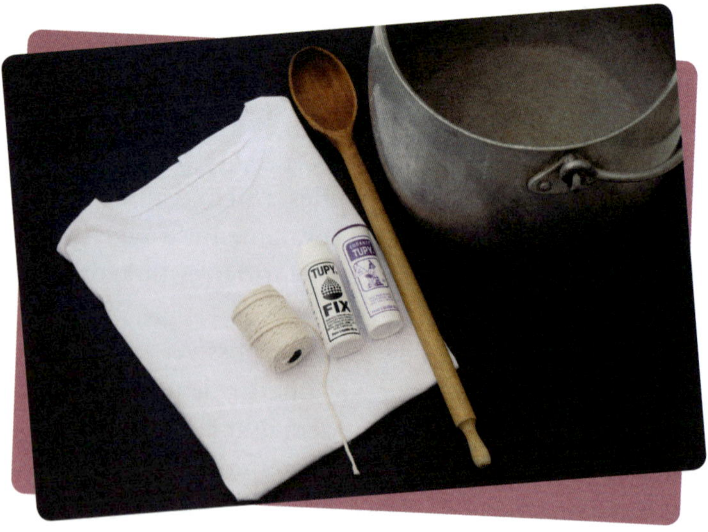

## Como fazer

1 - Estenda a camiseta e segure o centro da parte da frente, formando uma espécie de "trouxinha".

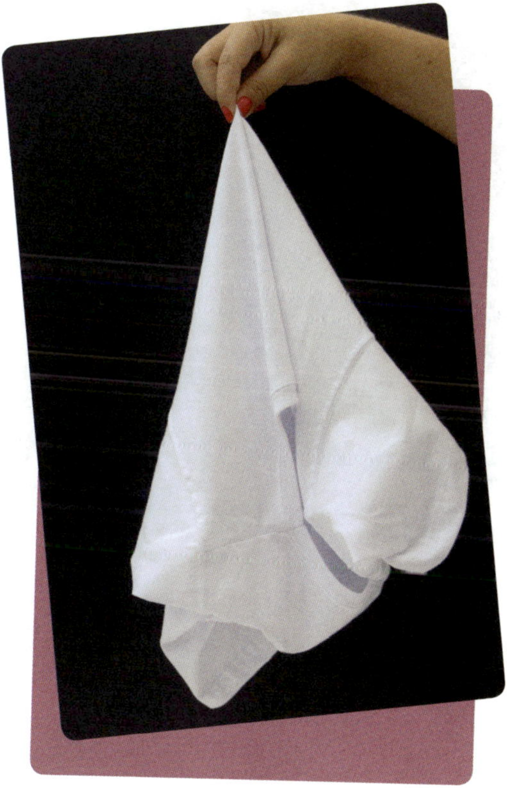

2 - A partir de onde você segurou, amarre em quatro locais, conforme indicado nas imagens. Isso vai criar um efeito de mandala.

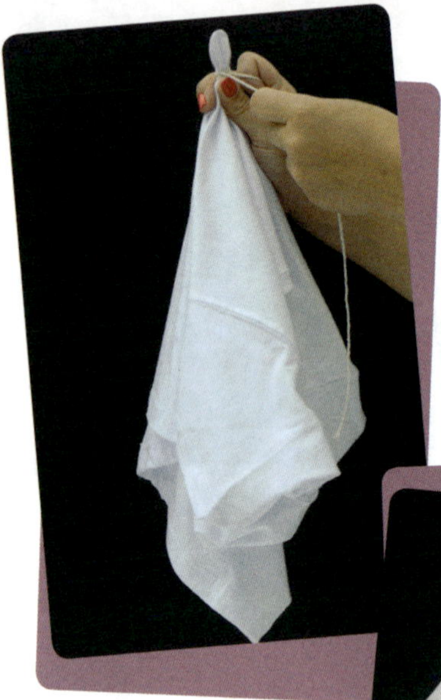

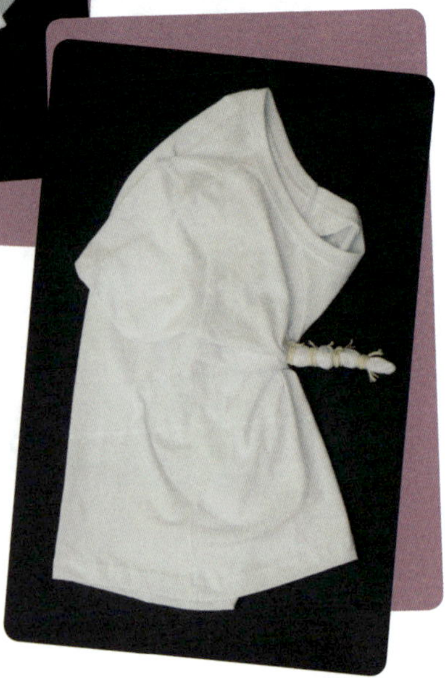

3 - Coloque 4 litros de água em um tacho ou panela.

4 - Ferva a água.

5 - Coloque 1 tubo de corante (neste exemplo, é de cor roxa) na água e mexa bem até ficar totalmente dissolvido.

6 - Retire a panela do fogão.

7 - Mergulhe a camiseta na mistura quente e deixe por 30 minutos.

8 - Passados os 30 minutos, retire a camiseta do tacho ou panela, remova os barbantes e enxágue.

9 - Deixe a camiseta em uma bacia com água fria e o fixador de corante durante 20 minutos, para fixar a cor no tecido.

10 - A seguir, enxágue bem a camiseta e seque na sombra. Veja que belo resultado!

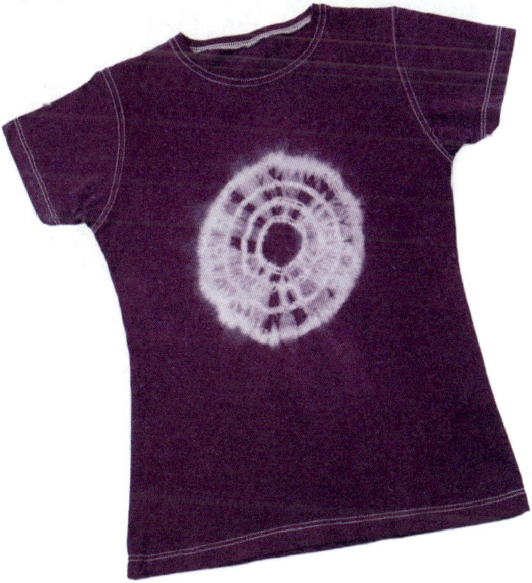

## Variação

Você também pode fazer amarrações em toda a camiseta e seguir o mesmo procedimento de tingimento para criar um efeito diferente. Veja como fica.

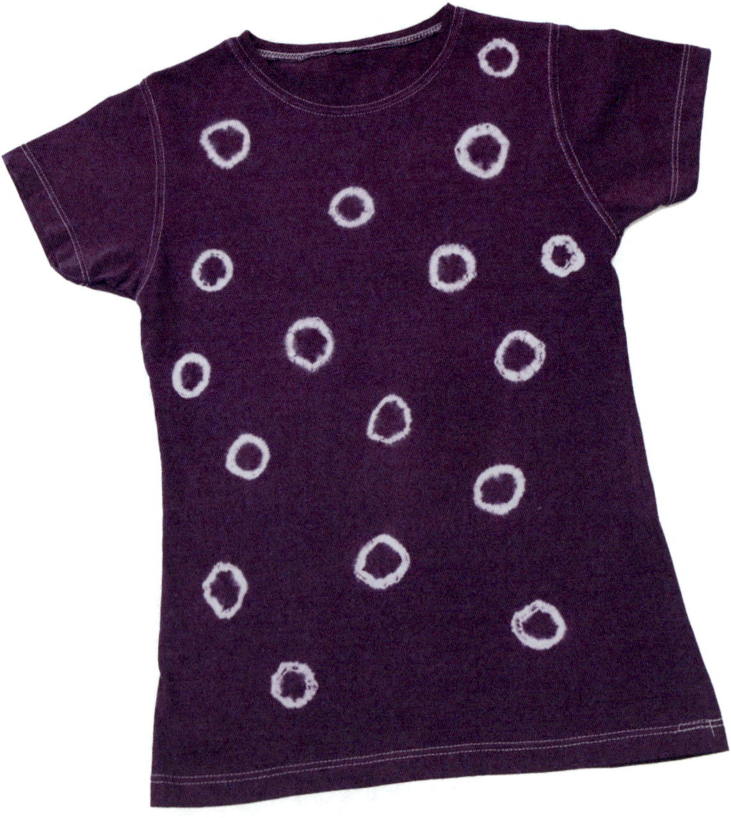

## Use a criatividade

Agora que você aprendeu a mudar a cor de uma peça de roupa e a fazer um efeito interessante de "estampa", use sua criatividade e crie novos efeitos e resultados. Tudo pode ser tingido, desde as meias até roupas maiores. A mudança de cor é um recurso muito bom para customizar roupas.

# 2

# Recorte e transforme

Outra maneira de transformar peças de roupas é dando a elas nova modelagem. É claro que saber cortar uma peça de roupa exige experiência e um conhecimento básico de corte e costura, mas é possível, sem ser especialista, transformar uma camiseta comum em uma linda regata. Todos têm no armário uma camiseta muito pouco usada ou já esquecida no fundo da gaveta. Transformá-la em uma regata dará a ela nova vida, e a você, uma nova peça de roupa.

## Material necessário

- Camiseta básica de qualquer cor
- Tesoura para cortar tecido
- Giz para riscar tecido
- Linha da cor da camiseta
- Agulha

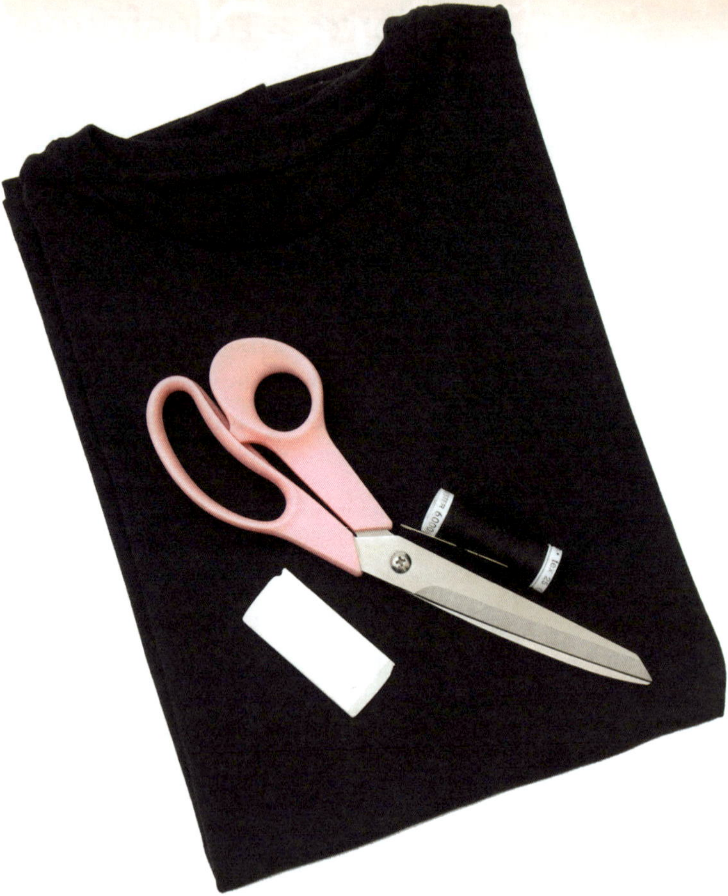

## Como fazer

1 - Estenda a camiseta em uma superfície e dobre-a ao meio, juntando as mangas.

2 - Corte as duas mangas juntas, com uma tesoura própria para tecido. Isso evitará que as cavas fiquem de tamanhos diferentes.

3 - Se a camiseta for muito comprida, corte a barra no comprimento desejado.

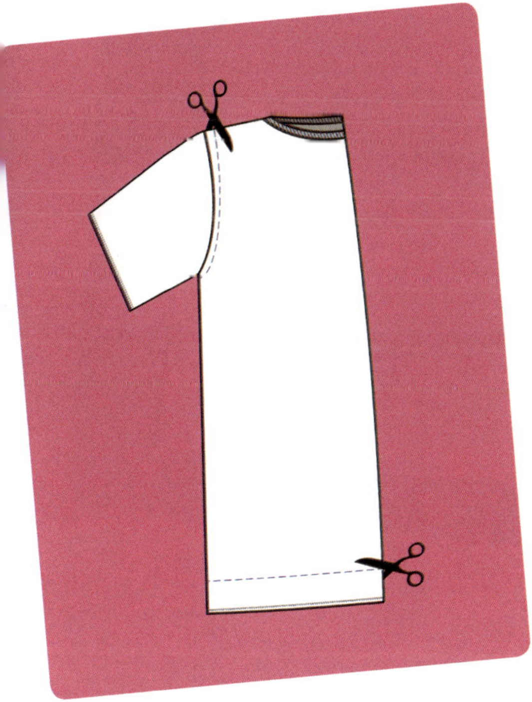

Corte a manga e o comprimento

4 - Abra a camiseta e risque com o giz o decote desejado.

5 - Corte o decote da frente.

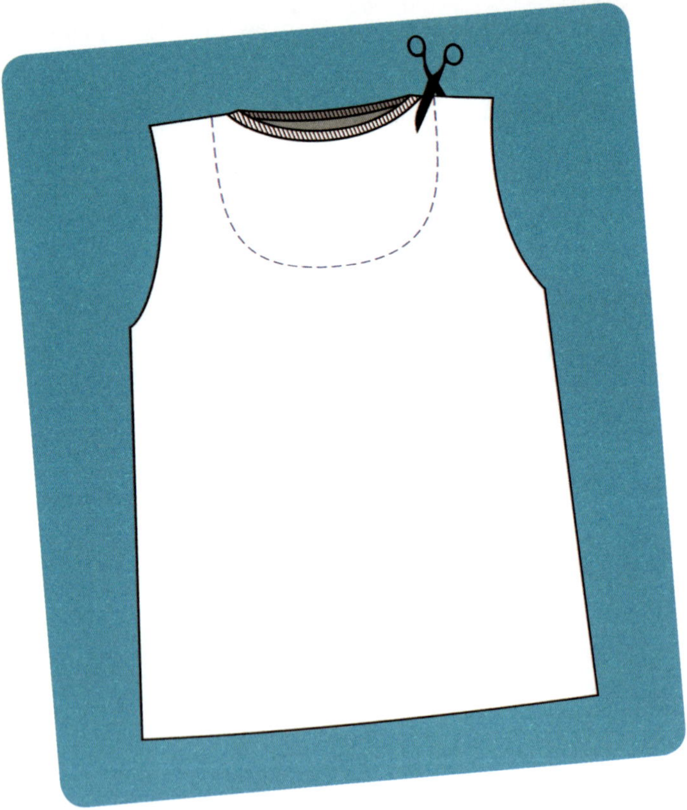

6 - Vire a camiseta e risque com o giz o decote das costas.

7 - Corte o decote das costas.

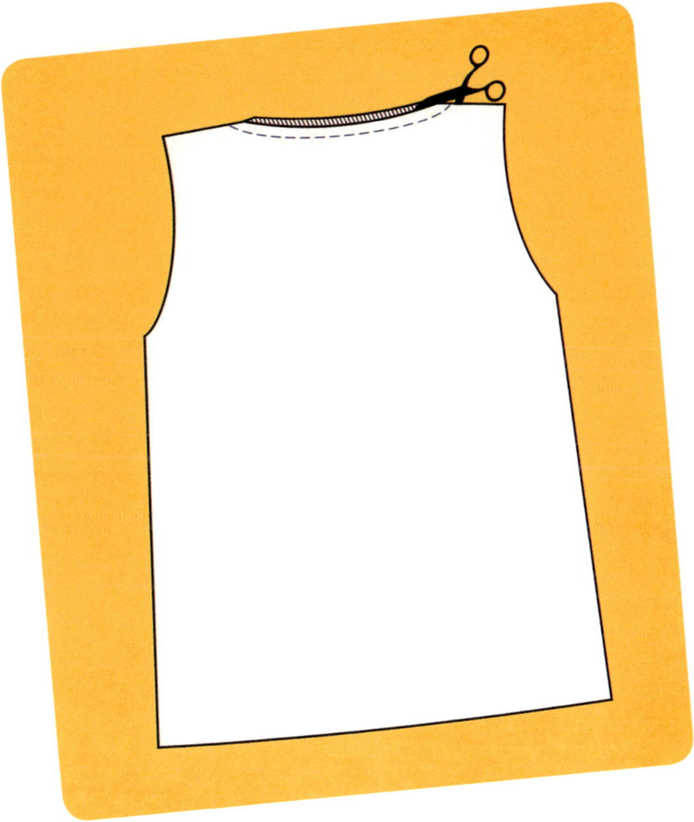

8 - Coloque a linha na agulha e dê pontinhos de acabamento nas áreas marcadas no desenho, para que a costura não abra e a regata não descosture.

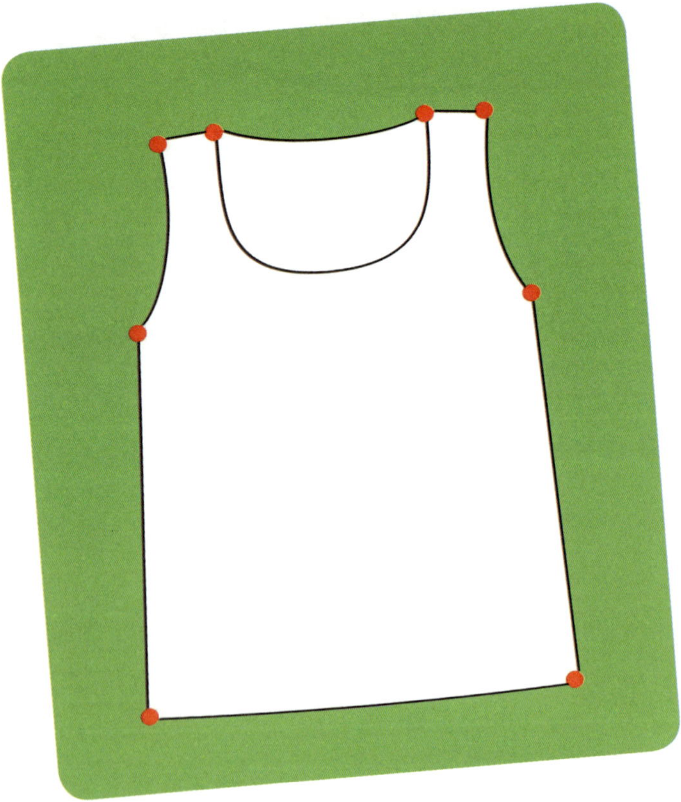

9 - Veja que ótimo resultado!

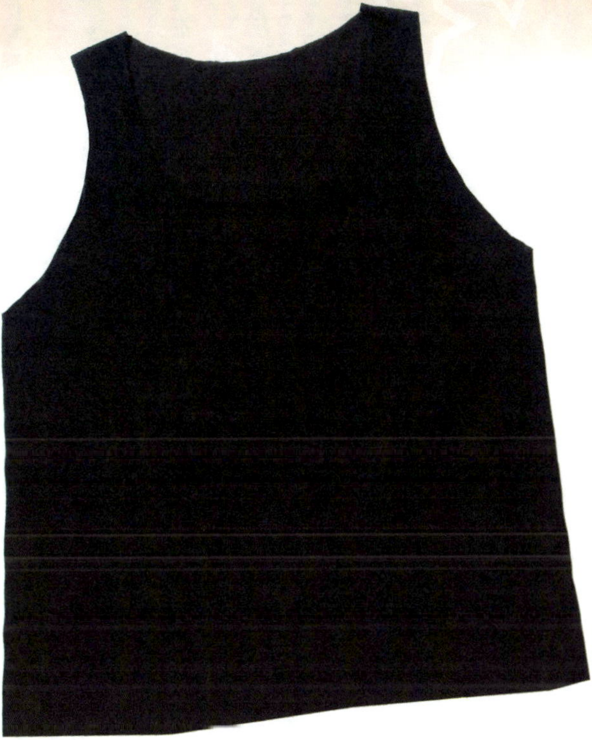

## Use a criatividade

Com um pouco de criatividade e treino, você poderá criar cortes e modelos diferentes para camisetas, e também recortar camisas, criando modelos exclusivos. Veja revistas de moda para ter ideias.

3

# Aplicação de enfeites

Aplicar enfeites produz uma verdadeira revolução em suas roupas. Há muitas opções: bordados, tachas, cristais e peças termocolantes, apliques de tecido, miçangas, etc. Com bom gosto e disposição, um vestido simples transforma-se em roupa de festa! Para ensinar a aplicação de enfeites, vou aproveitar a regata do capítulo anterior para deixá-la ainda mais charmosa. Vou mostrar como aplicar um termocolante em cristal e tachas em formato de laço que darão um novo visual para a peça. Existem muitas opções no mercado, e as lojas especializadas podem ser um convite à imaginação.

## Material necessário

- Camiseta regata (neste exemplo, a antiga camiseta que se transformou em regata no capítulo anterior)
- Aplique termocolante de tachas e cristais em formato de laço ou outro desenho de sua preferência
- Ferro de passar roupa (sem vapor)

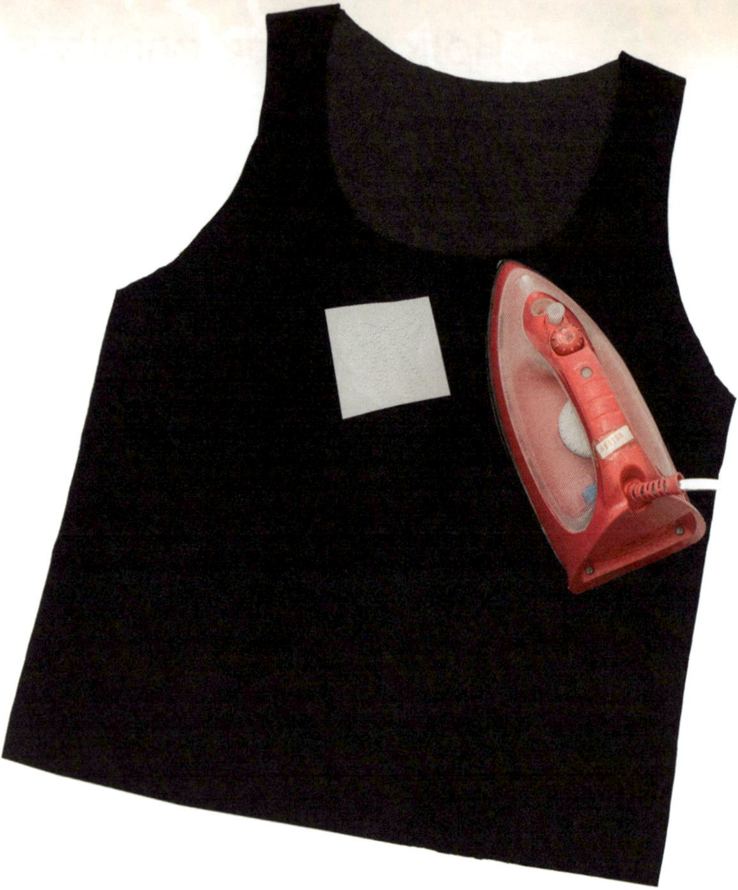

## Como fazer

1 - Posicione o aplique termocolante no local da camiseta em que deseja fixá-lo.

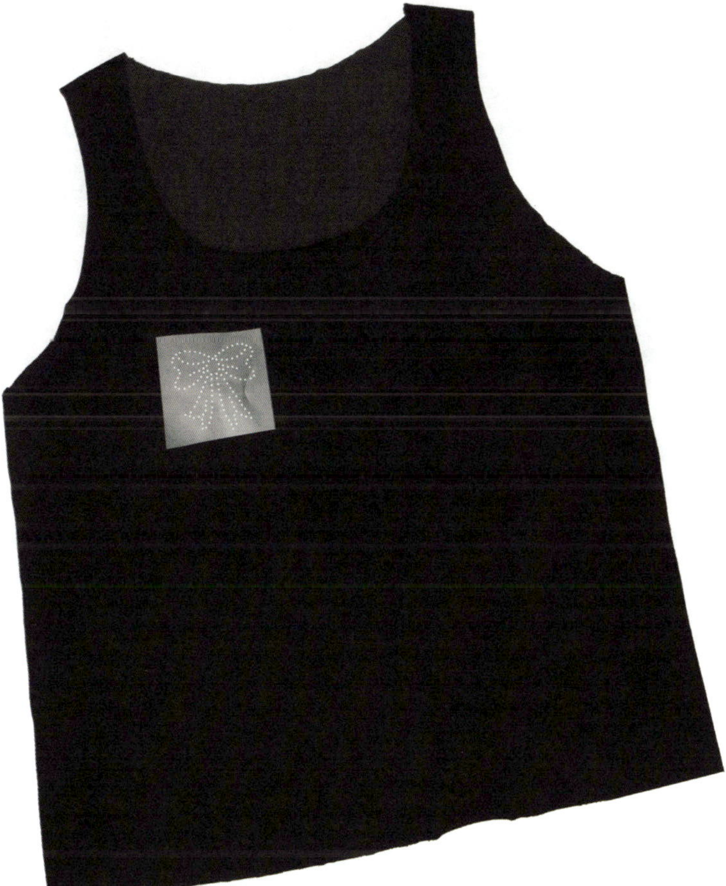

2 - Vire a peça do avesso e coloque o ferro de passar bem quente e sem vapor sobre a área em que a peça adesiva foi posicionada.

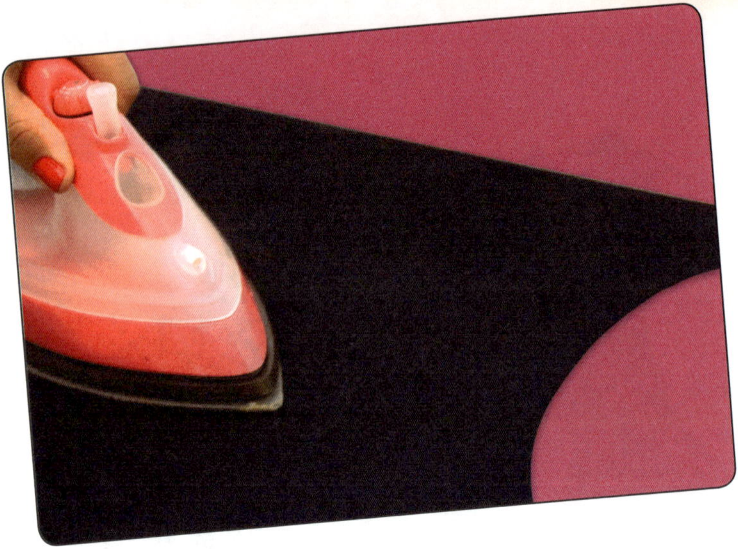

3 - Pressione levemente o ferro para que a cola do aplique termocolante se solte e a peça grude no tecido.

4 - Desvire a camiseta para o lado certo e veja que ótimo resultado: já não é mais aquela camiseta simples!

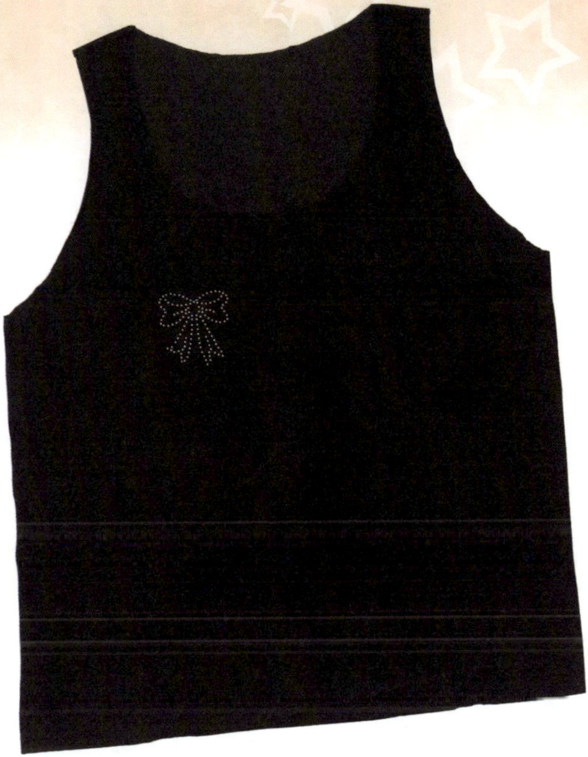

## Use a criatividade

Você pode combinar apliques e diferentes enfeites para compor uma peça, ou colocar apenas um, mais discreto, como no exemplo a seguir. Pode combinar técnicas diferentes, como o tingimento e os apliques ensinados até aqui. Sua imaginação é o limite para esta gostosa e criativa opção de transformação de roupas.

4

# Tachas renovam a roupa

Aplicar enfeites é uma ótima opção para transformar roupas. Porém, há determinados enfeites, como as tachas, que não são adequados para tecidos mais finos, como o algodão e até o voil, pois, por causa de seu peso, com o tempo o tecido pode rasgar ou esgarçar. Por outro lado, em tecidos de material mais grosso, como o jeans, a sarja e a lona, somente prensas industriais de alta temperatura conseguem fixar *strass* e tachas termocolantes.

Existem, no entanto, muitos modelos de tachas de metal com pequenas garras, que podem ser fixadas no jeans e em tecidos mais grossos. A fixação pode ser feita com um aparelho especial, utilizado também por sapateiros (encontrado em armarinhos) ou até mesmo com alicate de bico chato, usado na confecção de bijuterias.

Neste capítulo, ensinarei o passo a passo da aplicação de tachas nos bolsos de uma calça jeans, que mudará totalmente seu visual de uma maneira personalizada.

## Material necessário

- Calça jeans com bolsos
- Caneta hidrográfica de cor contrastante com o tecido
- Tachas redondas de metal de tamanho pequeno e médio
- Alicate de bico chato

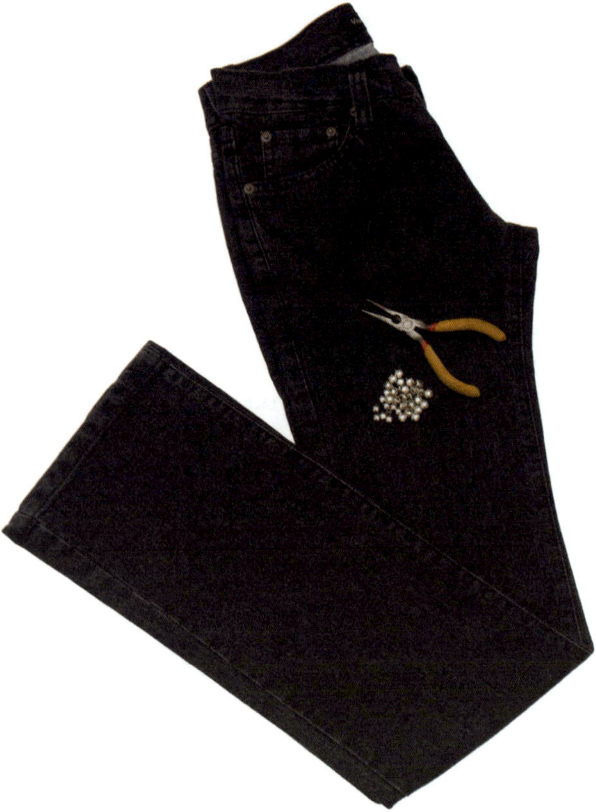

# Como fazer

## Nos bolsos da frente

1 - Na borda dos bolsos da frente da calça, faça pontinhos com a caneta hidrográfica a cada 1,5 centímetro.

2 - Coloque uma taxa pequena sobre cada ponto marcado e pressione-a até que suas garras atravessem o tecido.

3 - Com o alicate de bico chato, feche as garras do lado de dentro do tecido.

4 - Veja na próxima página que ótimo resultado.

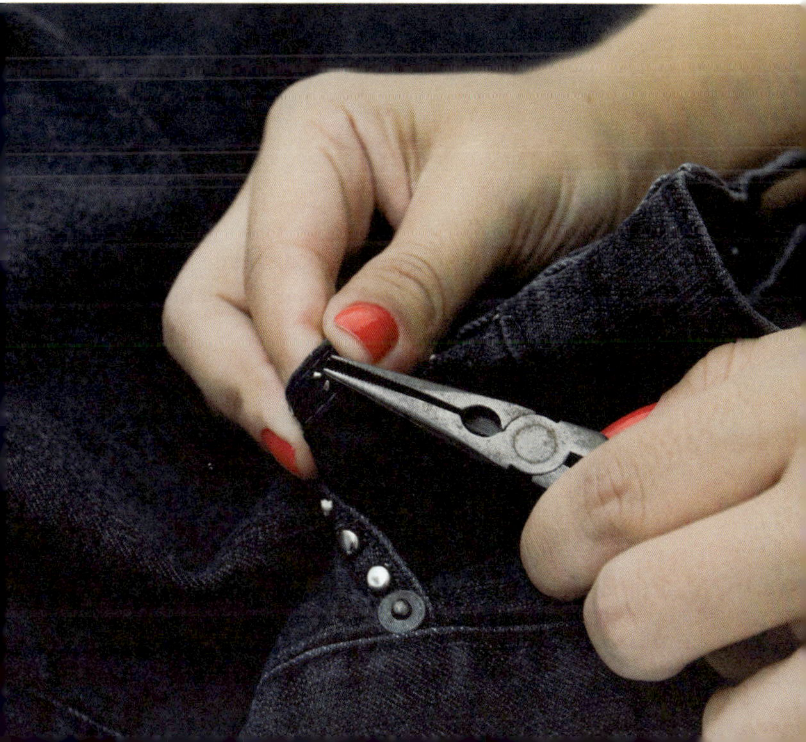

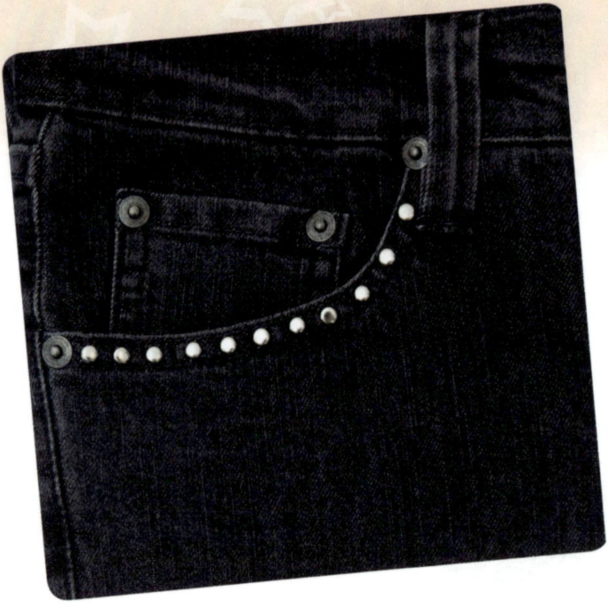

## Nos bolsos de trás

1 - Da mesma maneira que no bolso da frente, faça pontinhos no bolso de trás, com a caneta hidrográfica, a cada 2 centímetros.

2 - Coloque uma tacha média sobre cada ponto marcado e pressione-a até que suas garras atravessem o tecido.

3 - Com o alicate de bico chato, feche as garras do lado de dentro do tecido.

4 - Da mesma maneira, preencha todo o bolso com as tachas, compondo um desenho simétrico.

5 - Veja ao lado que ótimo resultado.

## Use a criatividade

Varie os desenhos da aplicação das taxas e também os locais de aplicação. Fique de olho em revistas e em roupas de confecção para ter ideias e criar seu modelo exclusivo de jeans customizado. Esta aplicação também é válida para jaquetas, shorts, saias, bolsas e uma infinidade de peças de tecidos grossos.

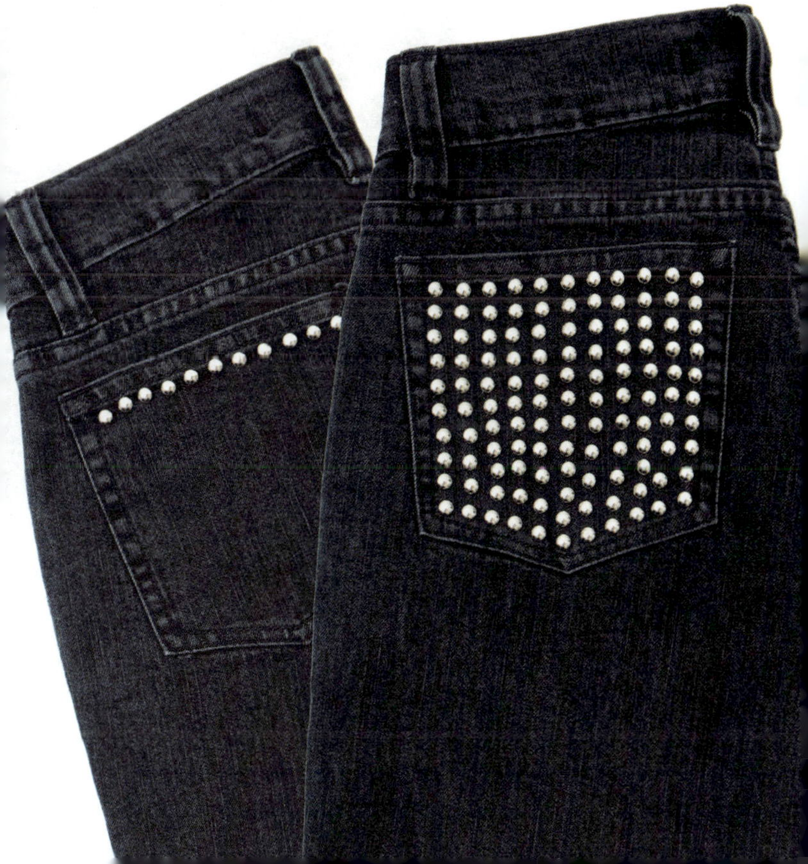

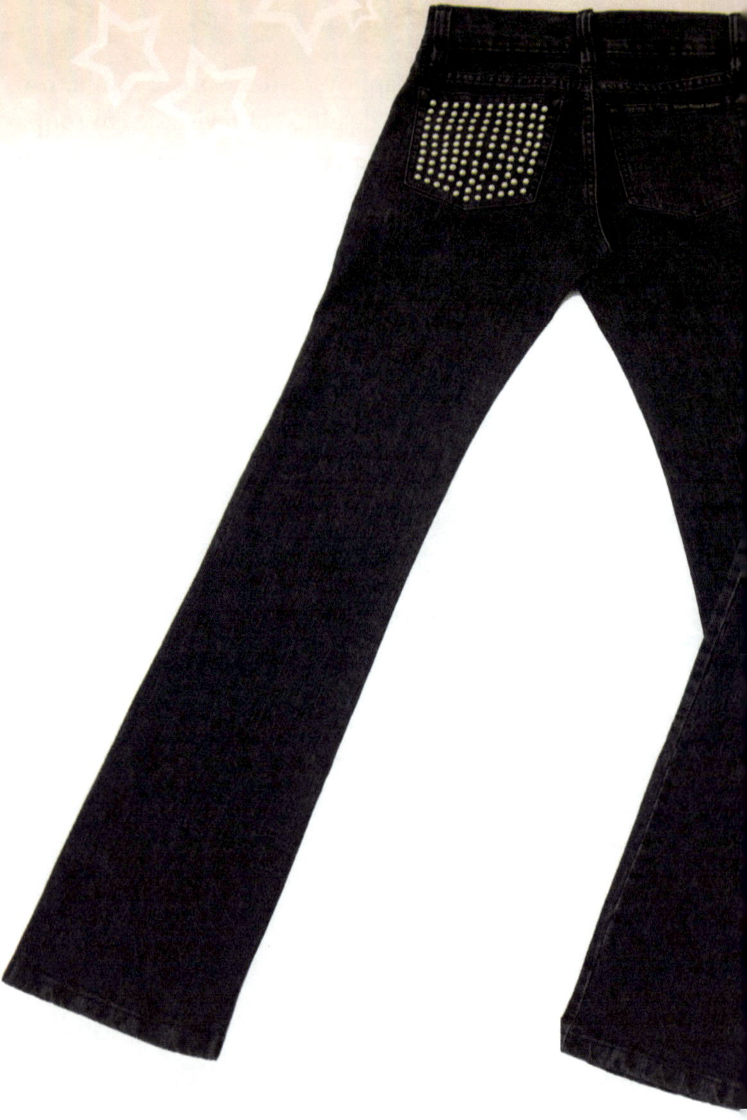

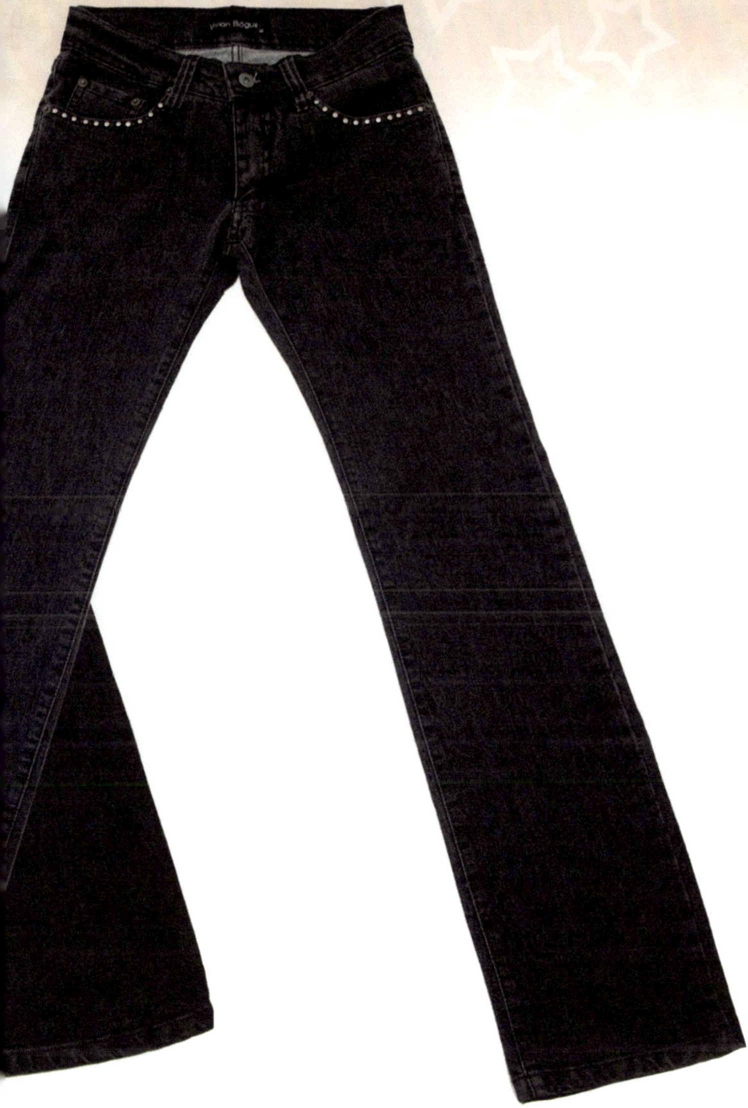

5

# Transforme uma calça em uma saia

Neste capítulo, ensinarei a transformar uma peça de roupa em outra: uma calça vai virar uma saia. Todo mundo tem dentro do armário uma calça velha de jeans ou sarja, que talvez esteja com a bainha rasgada ou descosturada, ou com os joelhos esgarçados e a costura desfeita. Ou então já se cansou daquela peça e desistiu de usar. É possível construir uma saia nova a partir de uma calça antiga (ou nova, se você quiser). Neste exemplo, vou ensinar a fazer uma saia curta a partir de uma calça jeans. Você pode variar o comprimento da saia e o material da peça de roupa.

## Material necessário

- Calça jeans (ou de outro tecido de sua preferência)
- Tesoura para cortar tecido
- Descosturador
- Alfinetes
- Giz para riscar tecido
- Linha da mesma cor que a linha com que a calça foi costurada
- Máquina de costura

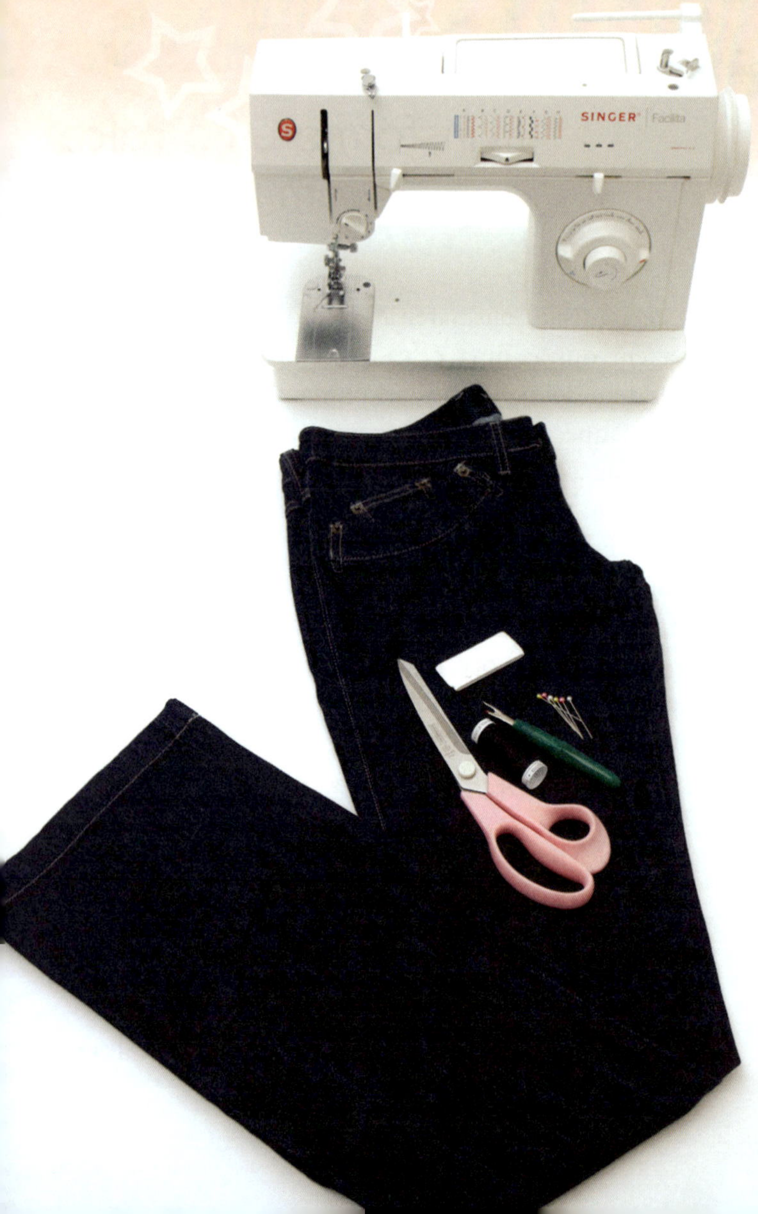
SINGER
Facilita

## Como fazer

1 - Veja qual é o comprimento que você quer para a saia e marque com o giz na lateral da calça.

2 - Dobre a calça nessa marca e corte fora o tecido das pernas que sobrou.

3 - Guarde a sobra de tecido, que será usada posteriormente.

4 - Com a peça cortada em mãos, desfaça a costura que formava o cavalo da calça até uns 2 centímetros abaixo do zíper.

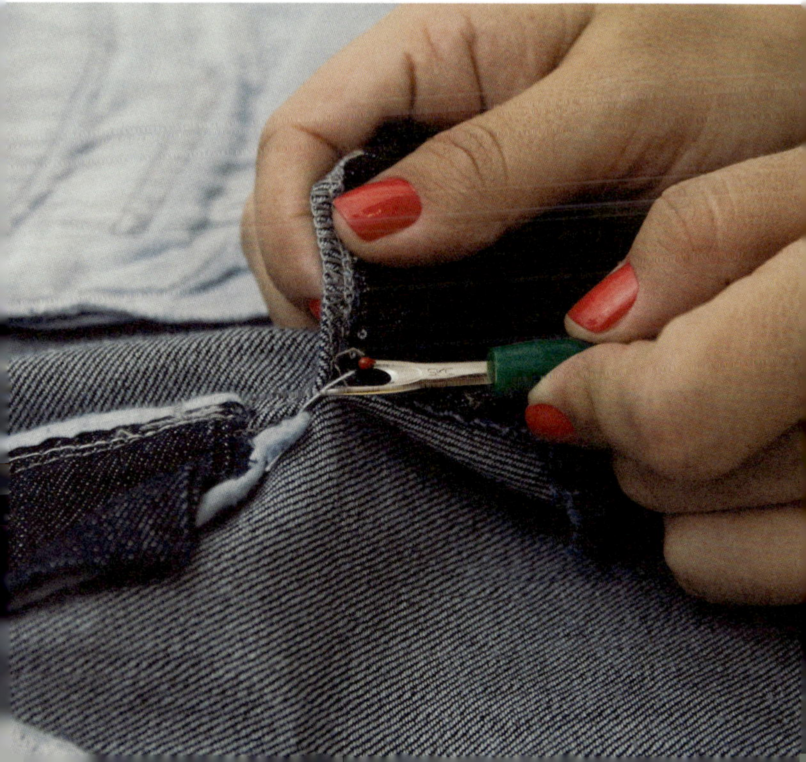

5 - Transpasse o gancho da frente e feche com um alfinete.

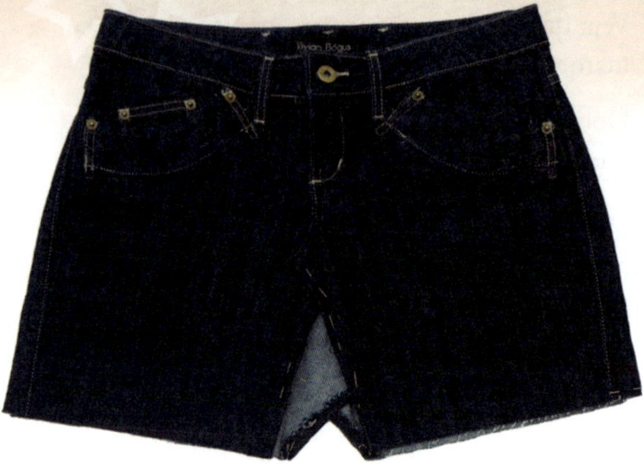

6 - Faça o mesmo processo com o gancho de trás. Um triângulo se formará logo abaixo do transpasse da frente.

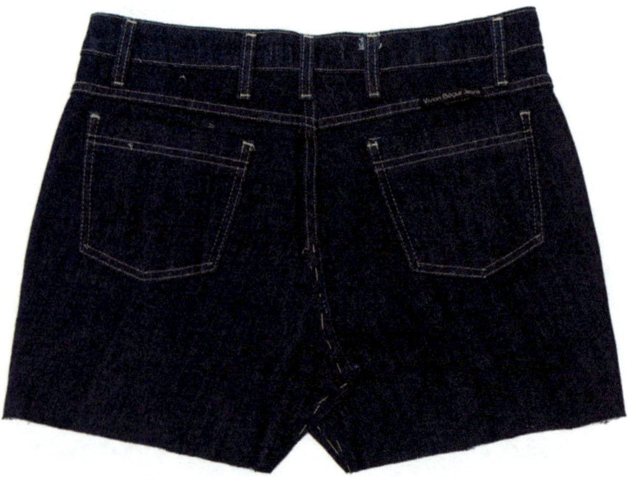

7 - Pegue um dos tecidos que sobraram (que formavam as pernas), desfaça sua costura e coloque embaixo do triângulo na saia. Observação: o tecido que formava as pernas da calça só poderá ser aproveitado se a saia for curta; para uma saia mais longa, utilize outro tecido.

8 - Risque com o giz sobre o tecido extra o formato do triângulo da saia. Acrescente mais 2 centímetros nas laterais para utilizar na costura. Corte com a tesoura.

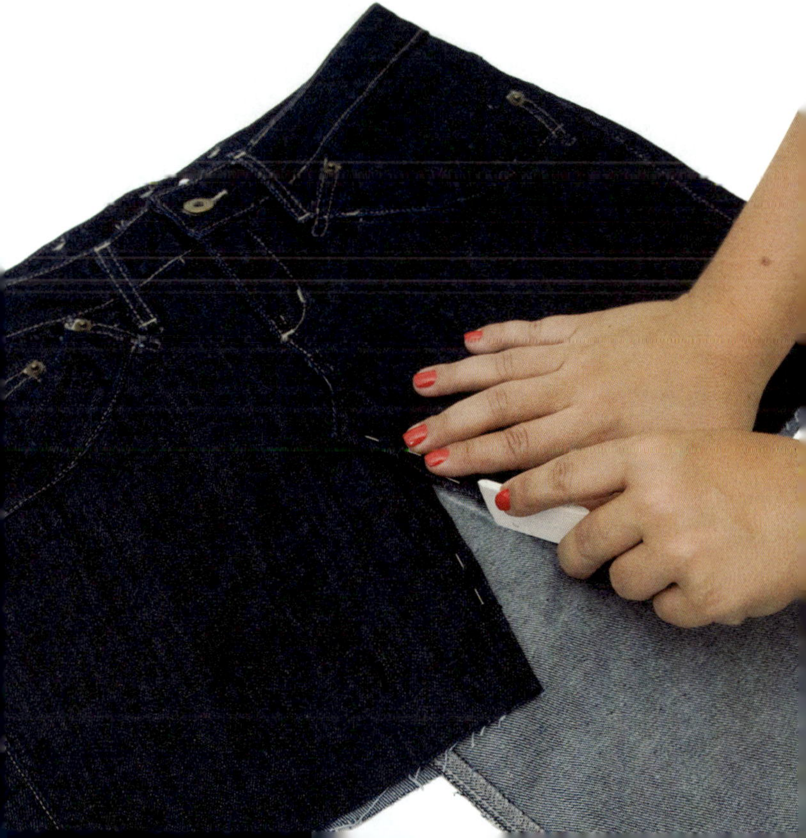

9 - Na máquina, costure o acabamento da lateral do triângulo cortado. Use o zigue-zague na máquina doméstica, e, na industrial, use overloque.

10 - Alfinete os dois triângulos na frente e atrás da saia. De preferência, a pessoa para quem é feita a saia deve experimentá-la para que a localização ideal seja definida antes de costurá-la.

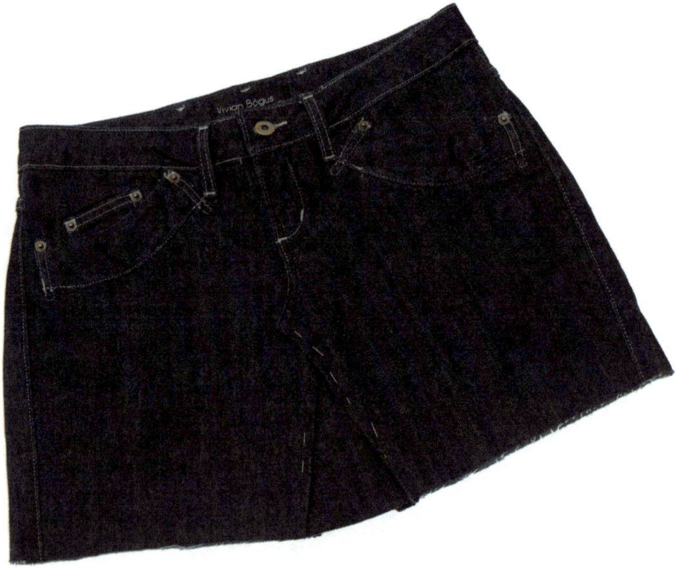

11 - Costure os triângulos na saia usando a máquina de costura reta. Deixe a barra sem acabamento ou, se preferir, passe uma costura reta a 2 centímetros da barra, paralelamente a ela, para que não desfie quando for lavada.

12 - Veja que belo resultado!

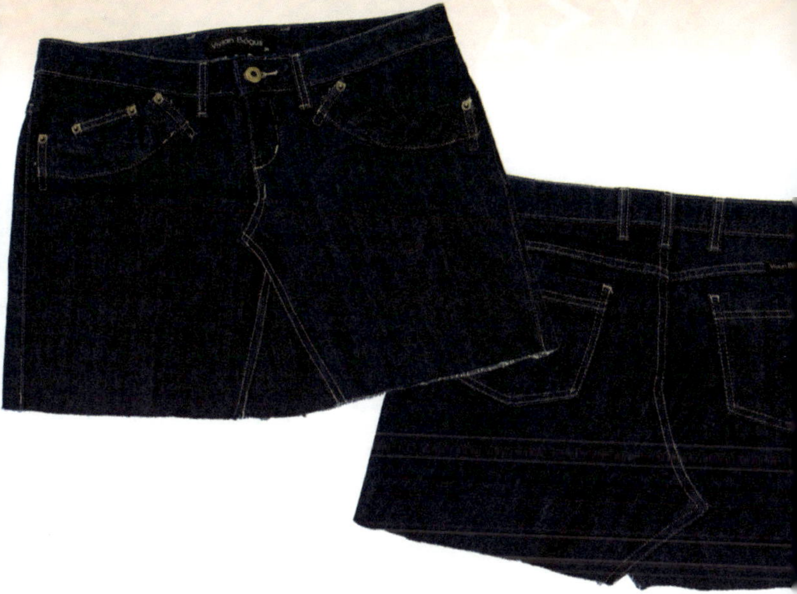

## Variação

Os apliques em formato de triângulo usados para fechar a saia podem ser de outros tecidos, cores e estampas. Isso deixará sua saia ainda mais divertida e original!

## Use a criatividade

Você pode criar saias de vários comprimentos a partir de calças, combinar tecidos e até fazer apliques de enfeites, conforme os capítulos anteriores. Invente e inove!

6

# Acessórios renovados e originais

Não apenas peças de roupas, mas acessórios podem ser renovados com a customização. Bolsas, carteiras, bonés, cintos e diversos outros acessórios podem ganhar nova aparência. A técnica que ensinarei neste capítulo é a de aplicação de enfeites em couro ecológico, também chamado de corino. É possível adquiri-lo por metro em lojas de tecidos, e em diversas cores. A seguir, mostrarei como aplicar uma flor de couro ecológico e deixar uma bolsa mais colorida e alegre. Constam, também, os moldes para fazer esse e outros enfeites.

## Material necessário

- Bolsa tipo carteira
- Tesoura para cortar papel
- Tesoura para cortar tecido
- Caneta esferográfica
- Couro ecológico (no mínimo em duas cores)
- Pistola de cola quente com refil
- Cola para tecido

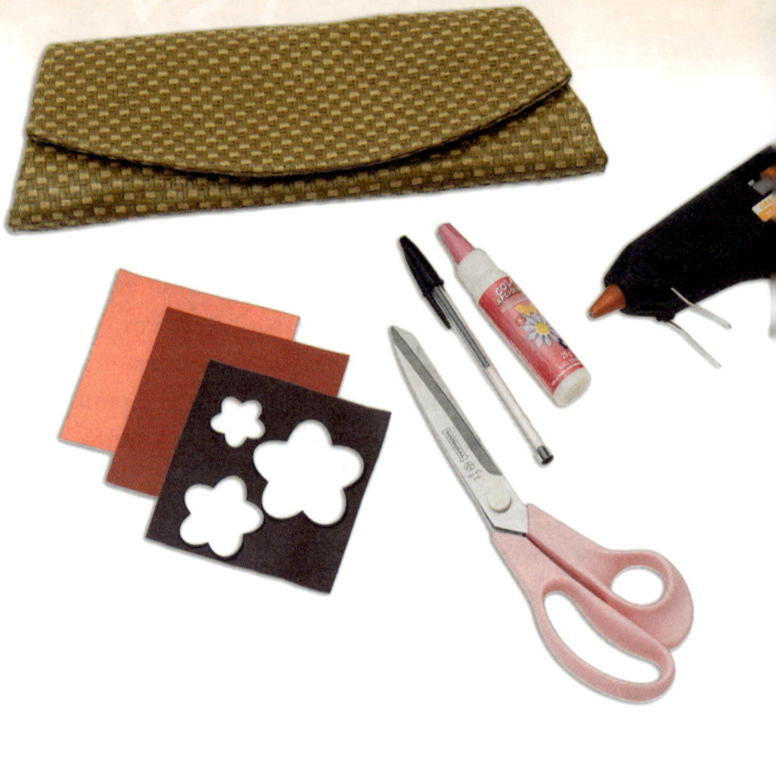

## Como fazer

1 - Copie em uma folha de papel os moldes dos desenhos abaixo e recorte-os (os moldes estão no final do capítulo, em tamanho natural).

# Desenhos para os apliques

A.

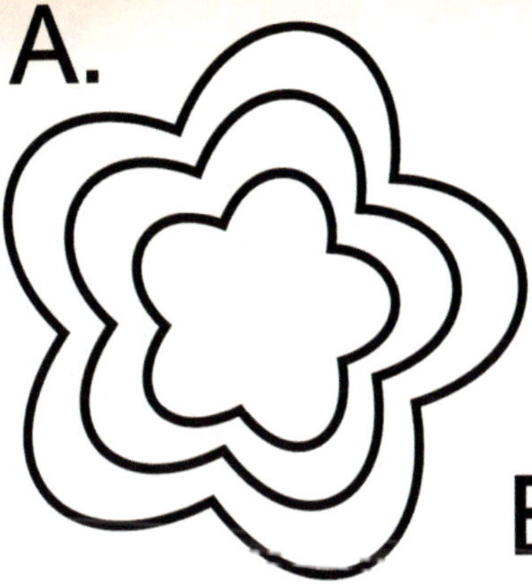

B.

C.

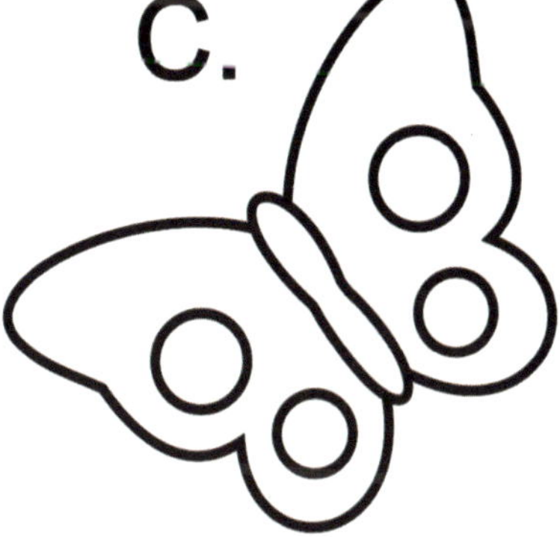

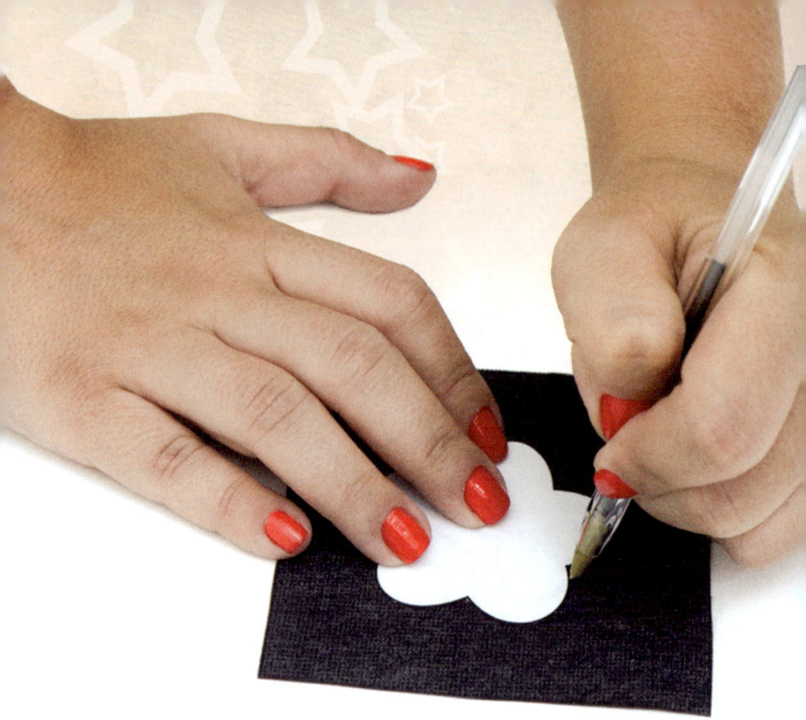

2 - Escolha qual dos desenhos quer usar para customizar sua bolsa. Como exemplo, faremos o desenho A (flor com três camadas).

3 - Coloque o molde de papel sobre o lado avesso do tecido de couro ecológico e risque em volta com uma caneta esferográfica. Risque e recorte as três partes do molde.

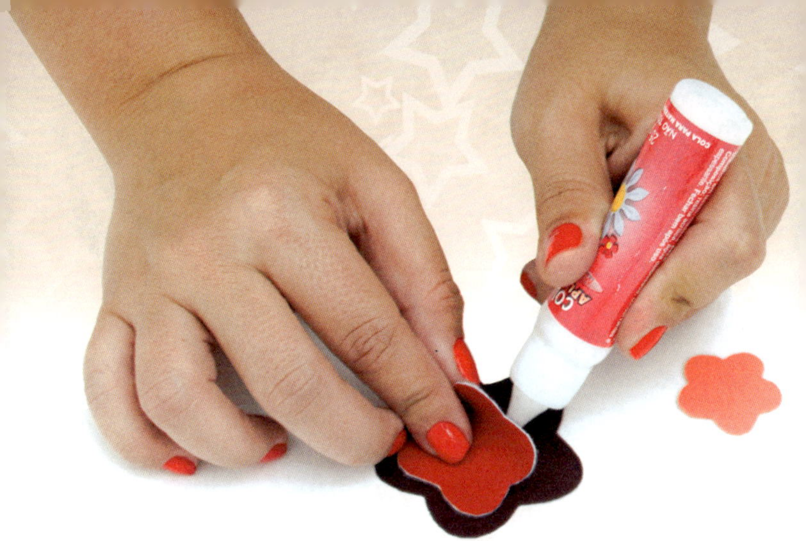

4 - Cole a parte 1A sobre a 1B e depois sobre a parte 1C. Sobreponha as três partes, da menor para a maior, para formar a flor.

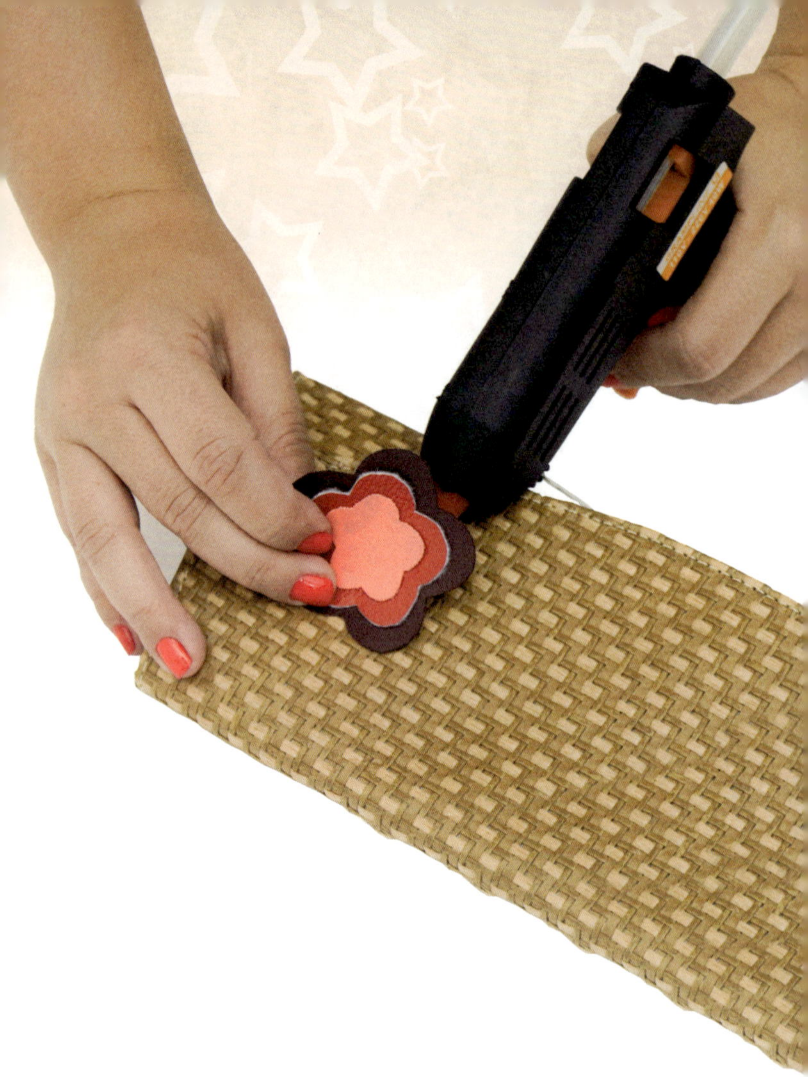

5 - Ligue a pistola de cola quente na tomada, espere aquecer e cole a flor pronta sobre a bolsa.

6 - Veja como a bolsa ficou mais original e divertida.

# Variação

Veja outras sugestões de desenhos e de como colar os outros moldes deste livro.

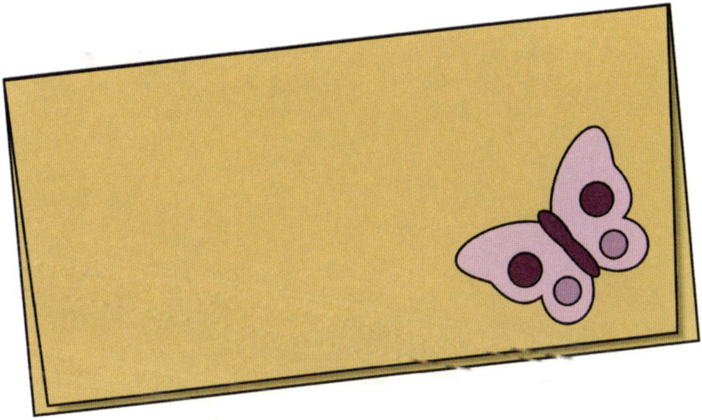

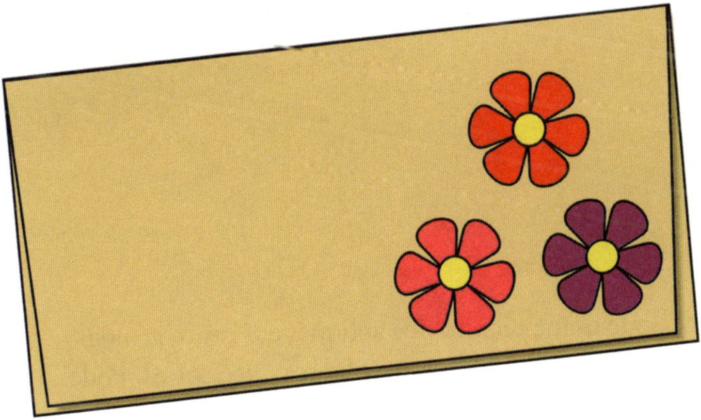

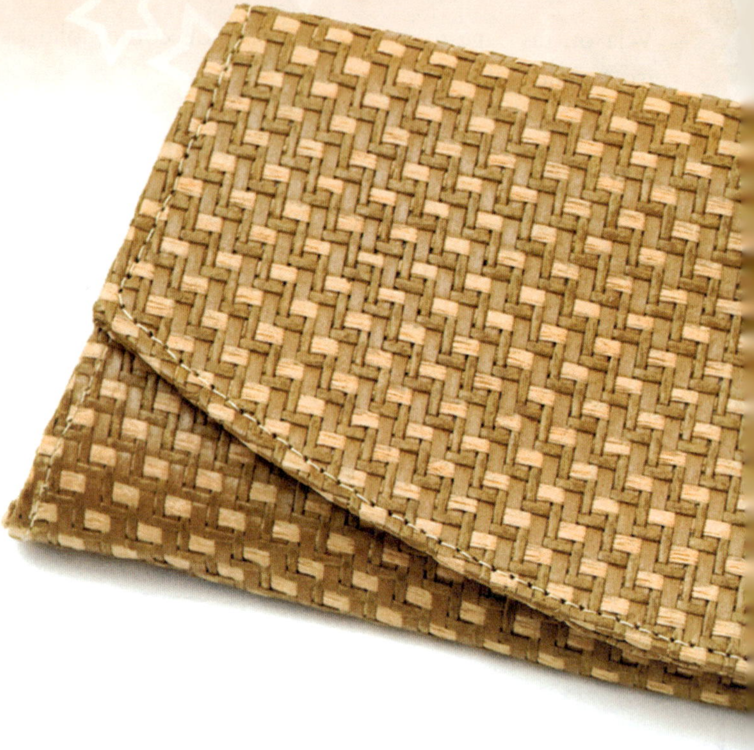

## Use a criatividade

Você pode usar a técnica dos apliques em couro ecológico com cola quente em diversos objetos e acessórios. Pode inventar seus próprios desenhos, compor com outras técnicas e criar peças novas. Pesquise e use a criatividade para inovar.

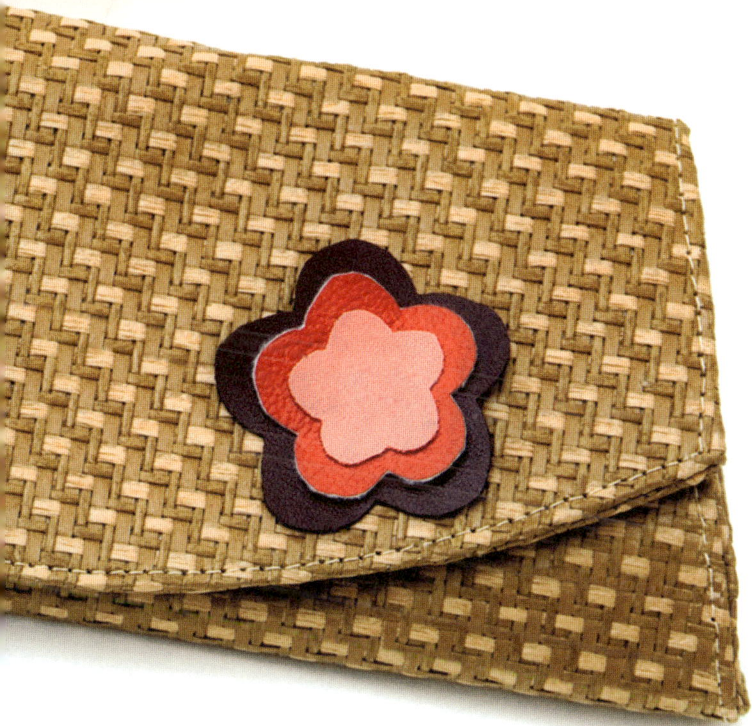

# Moldes para os apliques em tamanho real

1A.

2A.

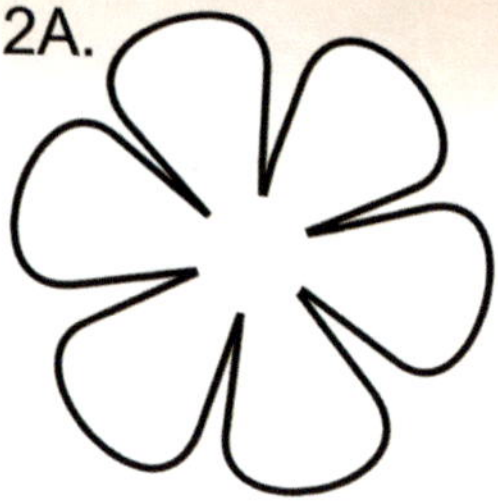

1B.

2B.

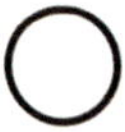

3A.

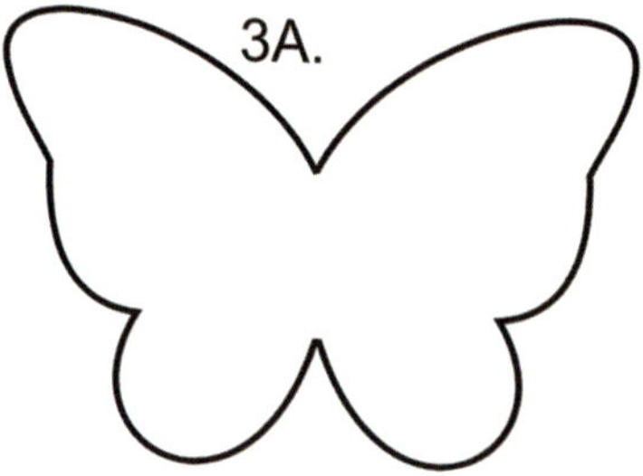

1C.

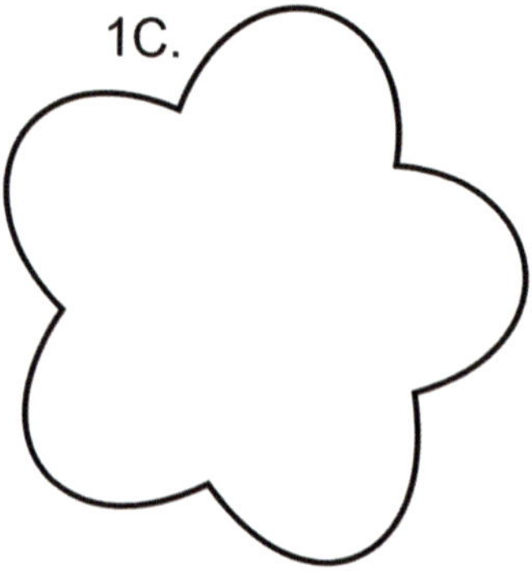

3B.

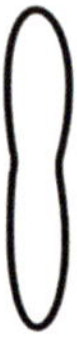

3C.

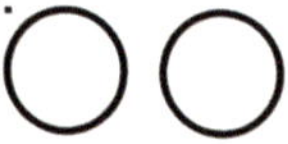

3D.

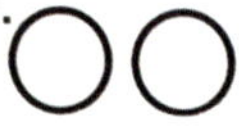

7

# Mude seus tênis

Seus tênis e sapatos também podem ser customizados e ficar com uma aparência bem diferente e original. Com apliques de bordados e a troca do cadarço por um elástico colorido, o calçado ganha um novo visual, personalizado e diferente. O elástico no lugar do cadarço, além de ajudar a compor a nova cara do tênis, é muito prático, pois não desamarra constantemente. Há inúmeras opções de bordados, que podem ser adquiridos em lojas especializadas ou de costura. Componha a cor do elástico com as cores dos apliques e dê vida para seu velho tênis ou sapato.

## Material necessário

- 1 par de tênis de lona (de preferência de cano alto)
- Apliques de bordados coloridos
- Cola para tecido
- 3 metros de elástico de 1 centímetro de largura na cor de sua preferência

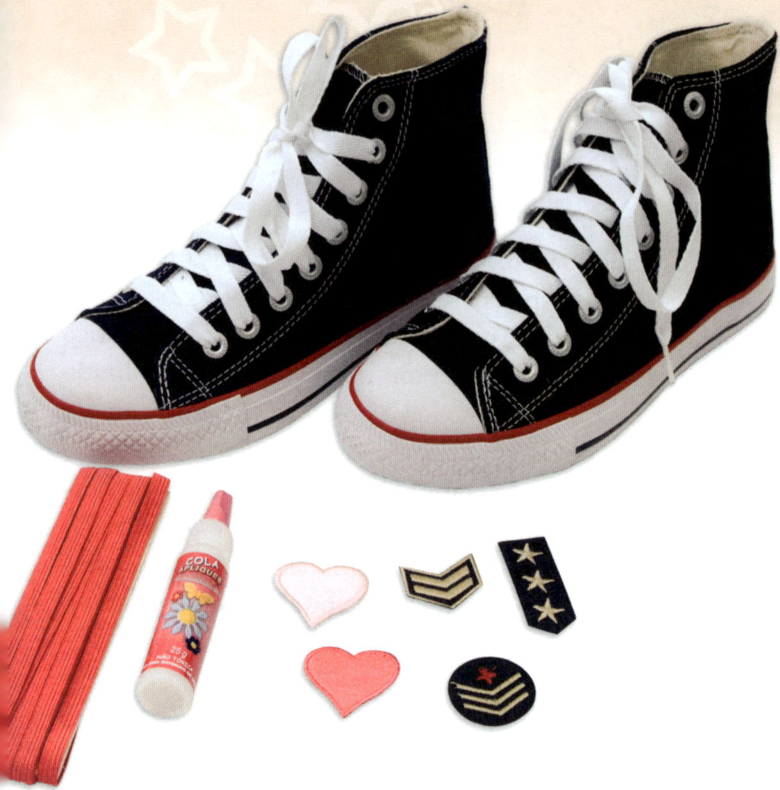


## Como fazer

1 - Escolha o local em que quer colocar os bordados. Dependendo do tamanho e do formato, eles podem ficar mais bonitos no cano ou mais para baixo, próximo ao cadarço.

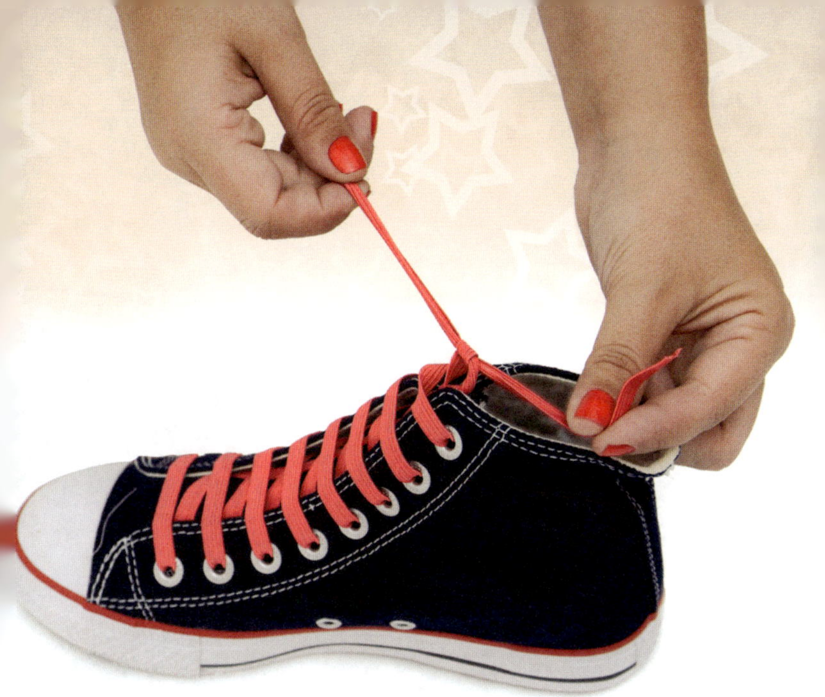

2 - Com a cola de tecido, cole os apliques de bordados no tênis.

3 - Retire o cadarço original e substitua pelo elástico colorido. Amarre o elástico com um nó por dentro do tênis, conforme a foto. Assim você não precisará mais amarrar o cadarço toda vez que for calçar o tênis, e, com o elástico, o tênis se ajustará ao seu pé.

4 - Veja na próxima página como ficou diferente!

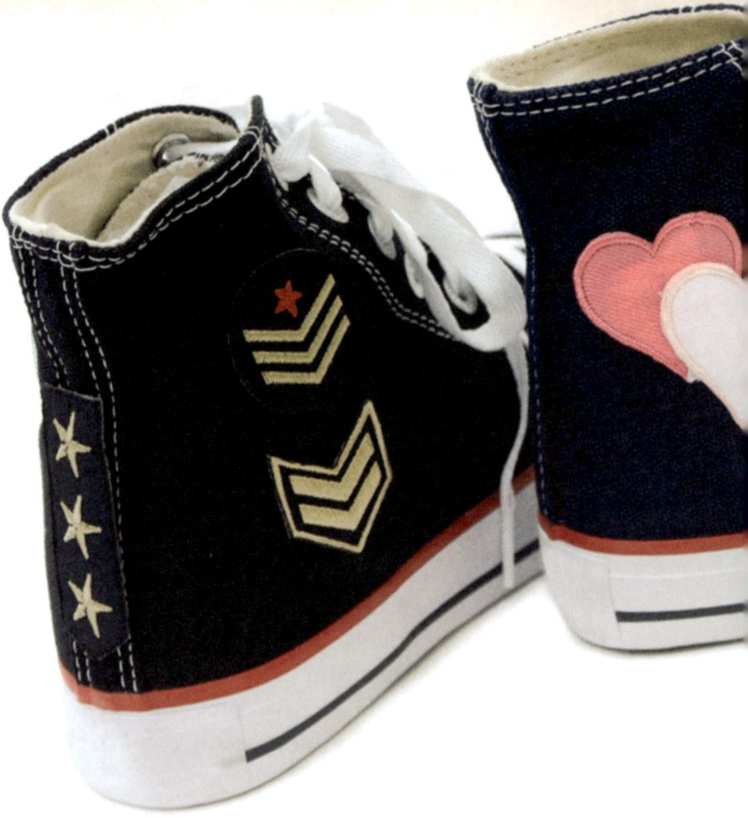

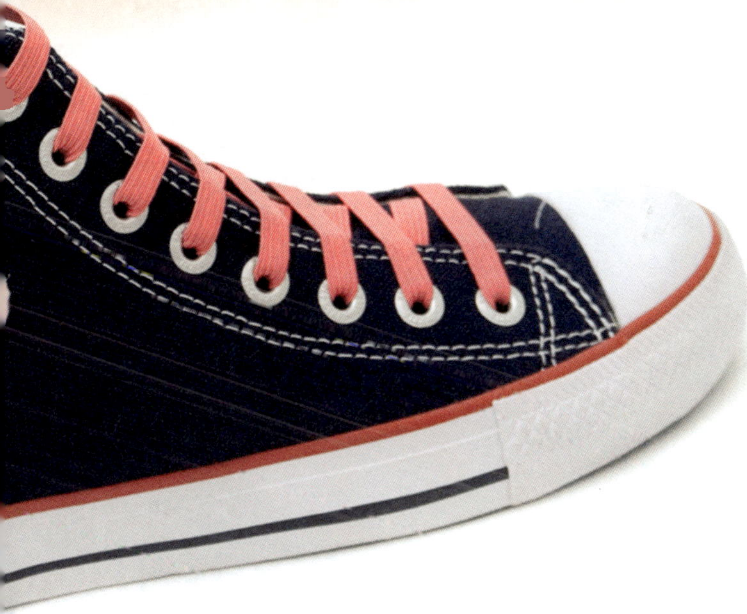

## Use a criatividade

Há diversas opções de bordados, entre cores, formatos, motivos e padrões. Combine a cor do bordado com a cor do elástico, e até troque o elástico para combinar com suas roupas. Você pode fazer isso com outros sapatos de amarrar. Use seu bom gosto e invente novos jeitos de decorar e personalizar seus calçados.

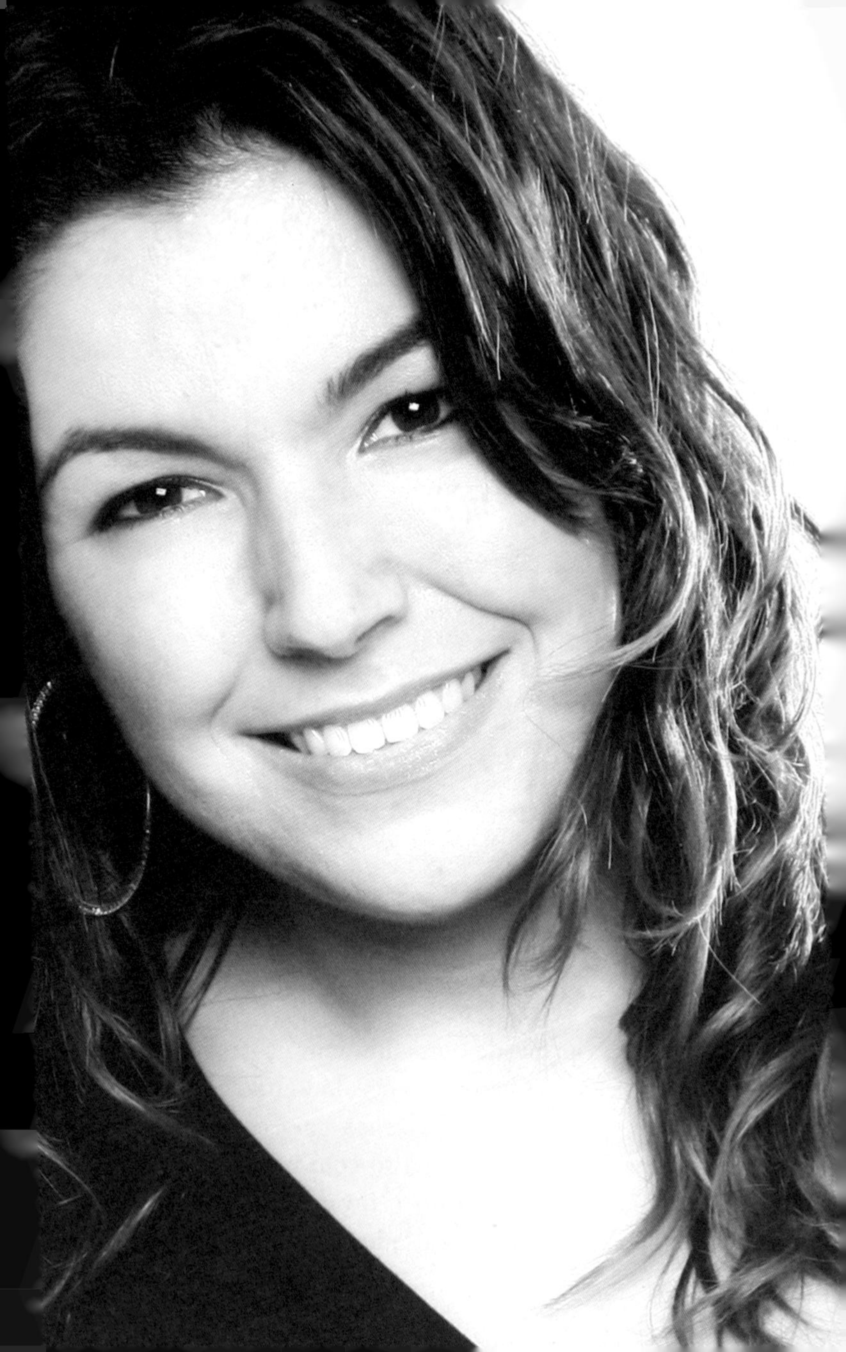

## Sobre a autora

Vivian Bógus é formada em moda pela Faculdade SENAC de São Paulo e em administração pela Pontifícia Universidade de São Paulo (PUC-SP). Fez diversos cursos na área, entre eles modelagem, costura e consultoria de imagem, também pelo SENAC de São Paulo. O interesse pela moda veio desde a infância. Vivian fazia roupas para suas bonecas, dava dicas de moda para as amigas e customizava suas próprias roupas. Ao terminar a faculdade de moda, abriu um ateliê especializado em customização de roupas e, após alguns anos, criou sua própria marca de moda feminina. Atualmente, é a estilista que desenha e desenvolve os modelos da sua marca, além de cuidar também da parte administrativa da empresa, cujo site é www.vivianbogus.com.br.